Pflanzenbasierte Ernährung Kochbuch für Anfänger 2021

Der komplette Leitfaden für pflanzliche Lebensmittel zum gesunden Abnehmen mit schnellen, einfachen und leckeren Rezepten

Frank Smith

Ungenauigkeiten.

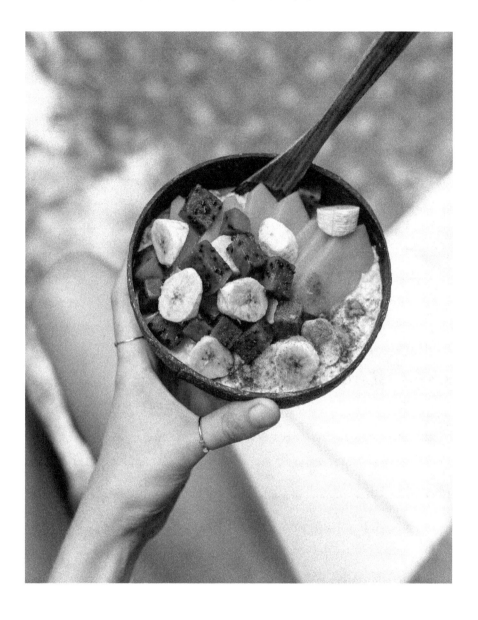

Inhaltsverzeichnis

FRÜHSTÜCKE **9**

1   Ein Toast zur Erinnerung 9

2   Leckere Panini 12

3   Leckere Haferflocken und Karottenkuchen 14

4   Vollkorn-Protein-Schale 17

5   Beeren-Beetsicle-Smoothie 19

6   Blaubeer-Hafer-Muffins 20

7   Quinoa-Apfelmus-Muffins 24

8   Joghurt mit Gurke 28

9   Frühstücks-Kasserolle 30

10   Frühstücks-Parfait-Eis am Stiel 33

SUPPEN, SALATE UND BEILAGEN **35**

11   Tomate-Kürbis-Suppe 35

12   Blumenkohl-Spinat-Suppe 38

13   Avocado-Minze-Suppe 40

ENTRÉES **42**

14   Blumenkohl-Popcorn 42

15   Zimt-Apfel-Chips mit Dip 46

SMOOTHIES UND GETRÄNKE **51**

16   Beruhigendes Ingwer-Tee-Getränk 51

17   Schöner Gewürz-Kirsch-Apfelwein 54

18   Duftender Gewürzkaffee 56

19   Maca-Mandel-Smoothie 59

20   Blaubeer-Smoothie 61

21   Nussiger Eiweiß-Shake 63

22   ZIMT-BIRNEN-SMOOTHIE 65

SNACKS UND DESSERTS 68

23   KNUSPRIGE FALAFEL AUF PFLANZENBASIS 68

24   WAFFELN MIT MANDELMEHL 71

25   MINZE & AVOCADO SMOOTHIE 74

26   KNUSPRIGE HONIG-PEKANNÜSSE (SLOW COOKER) 76

27   KNUSPRIGE BRATGURKEN 78

28   MÜSLIRIEGEL MIT AHORNSIRUP 80

29   ZITRONE & INGWER GRÜNKOHLCHIPS 83

30   KÜRBISGEWÜRZ-GRANOLA-HAPPEN 85

31   GESALZENE KAROTTENPOMMES 87

ABENDESSEN-REZEPTE 90

32   PIKANT GEGRILLTES TOFU-STEAK 90

33   GEFÜLLTE PAPRIKA 94

MITTAGESSEN-REZEPTE 97

34   ROTE LINSEN UND QUINOA BEIGNETS 97

35   ROSENKOHL & PREISELBEEREN SALAT 102

36   KARTOFFEL-LATKE 104

37   REISSCHÜSSEL MIT EDAMAME 107

38   SPICY SOUTHWESTERN HUMMUS WRAPS 110

39   BÜFFEL-BLUMENKOHL-FLÜGEL 112

40   GEMÜSEKRAPFEN 115

41   SUPPE AUS TOMATEN, GRÜNEN BOHNEN UND MANGOLD 118

REZEPTE FÜR HAUPTGERICHTE UND EINZELGERICHTE..........121

42   THAI-SEITAN-GEMÜSE-CURRY 121

43   TOFU-KOHL-RÜHRBRATEN 124

44   CURRY-TOFU MIT BUTTERKOHL 128

NÄHRSTOFFREICHE PROTEIN-SALATE 131

45   SCHWARZER BOHNEN-LINSENSALAT MIT LIMETTENDRESSING.............131

GESCHMACKSVERSTÄRKER (FISCHGLASUREN, MEAT RUBS & FISH RUBS) 136

46   TERIYAKI-WÜRZIGE FISCH-GLASUR 136

47   EXTRA SCRUMPTIOUS SUPER MEAT & FISH RUBS 139

48   LONG ISLAND GEWÜRZ-RUB..141

SOßEN-REZEPTE 144

49   VEGANER QUESO MIT HOHEM PROTEINGEHALT 144

50   VEGANE BÜFFEL-SOßE 146

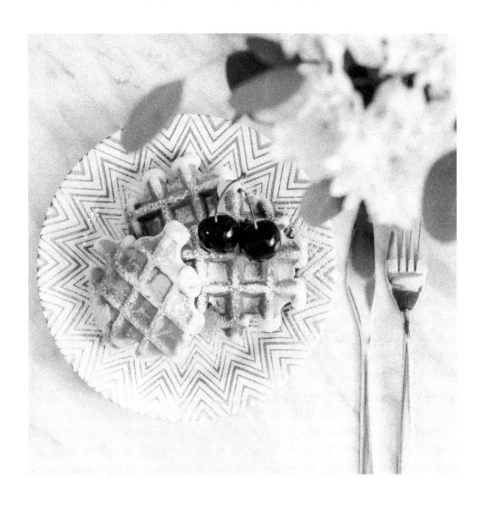

Frühstücke

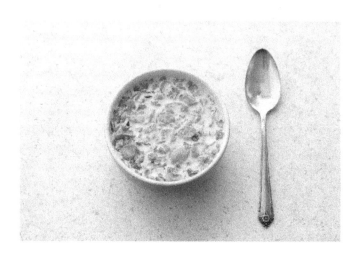

1 Ein Toast zur Erinnerung

Zubereitungszeit: 10 Minuten Garzeit: 15 Minuten

Portionen: 4

Zutaten:

1 Dose, schwarze Bohnen Prise, Meersalz

2 Stücke, Vollkorntoast

¼ Teelöffel, Chipotle-Gewürz Prise, schwarzer Pfeffer

1 Teelöffel, Knoblauchpulver 1 frisch gepresste Limette

1 frisch gewürfelte Avocado

¼ Tasse, Mais

3 Esslöffel, fein gewürfelte Zwiebel

½ frisch gewürfelte Tomate Frischer Koriander

Zubereitung:

Mischen Sie das Chipotle-Gewürz mit den Bohnen, Salz, Knoblauchpulver und Pfeffer. Rühren Sie den Limettensaft ein.

Kochen Sie alles, bis Sie eine dicke, stärkehaltige Mischung haben.

Mischen Sie in einer Schüssel den Mais, die Tomate, die Avocado, die rote Zwiebel, den Koriander und den Saft der restlichen Limette. Fügen Sie etwas Pfeffer und Salz hinzu.

Toasten Sie das Brot und verteilen Sie zuerst die schwarze Bohnenmischung und dann die Avocadomischung.

Nehmen Sie einen Bissen von gesunder Güte!

Ernährung: Kalorien: 290, Fette 9 g, Kohlenhydrate 44 g, Proteine 12 g

2 Leckere Panini

Zubereitungszeit: 5 Minuten Kochzeit: 0 Minuten

Portionierung: 1

Zutaten:

¼ Tasse, heißes Wasser

1 Esslöffel, Zimt

¼ Tasse, Rosinen

2 Teelöffel, Kakaopulver 1 reife Banane

2 Scheiben, Vollkornbrot

¼ Tasse, natürliche Erdnussbutter Wegbeschreibung:

Mischen Sie in einer Schüssel den Zimt, das heiße Wasser, die Rosinen und das Kakaopulver.

Verteilen Sie die Erdnussbutter auf dem Brot.

Schneiden Sie die Bananen und legen Sie sie auf das Toastbrot.

Mischen Sie die Rosinenmischung in einem Mixer und verteilen Sie sie auf dem Sandwich.

Ernährung: Kalorien: 850, Fette 34 g, Kohlenhydrate 112 g, Proteine 27 g

3 Leckere Haferflocken und Karottenkuchen

Zubereitungszeit: 10 Minuten Garzeit: 10 Minuten

Portionierung: 1

Zutaten:

1 Tasse, Wasser

½ Teelöffel, Zimt 1 Tasse, Haferflocken

Salz

¼ Tasse, Rosinen

½ Tasse, geschredderte Karotten 1 Tasse, milchfreie Milch

¼ Teelöffel, Piment

½ Teelöffel, Vanilleextrakt Toppings:

¼ Tasse, gehackte Walnüsse

2 Esslöffel, Ahornsirup

2 Esslöffel, Kokosraspeln Wegbeschreibung:

Stellen Sie einen kleinen Topf auf niedrige Hitze und

bringen Sie die milchfreie Milch, Haferflocken und

Wasser zum Köcheln bringen.

Nun fügen Sie die Karotten, Vanilleextrakt, Rosinen, Salz,

Zimt und Piment hinzu. Sie müssen alle Zutaten köcheln

lassen, aber vergessen Sie nicht

um sie zu rühren. Sie wissen, dass sie fertig sind, wenn die

Flüssigkeit vollständig in alle Zutaten eingezogen ist (in

etwa 7-10 Minuten).

Füllen Sie die angedickte Schale in Schüsseln um. Sie können etwas Ahornsirup darüber träufeln oder sie mit Kokosnuss oder Walnüssen belegen.

Ernährung: Kalorien: 210, Fette 11,48 g, Kohlenhydrate 10,37 g,

Proteine 3,8 g

4 Vollkorn-Protein-Schale

Zubereitungszeit: 10 m Zubereitungszeit: 0 m Zutaten:

1 geschnittene Banane

1/3 Tasse ganze Körner (wie Hirse, Couscous, Quinoa, Hafergrütze usw.), gekocht in 2/3 Tasse Wasser

1 Esslöffel Nussbutter

2 Esslöffel getrocknete Gojibeeren

1 Esslöffel roher Süßstoff (oder werfen Sie einige Datteln oder Rosinen hinein) 3 Esslöffel getrocknete Kokosnussstückchen

1 Esslöffel Kakaonibs Wegbeschreibung:

Alles zusammenschmeißen und essen!

5 Beeren-Beetsicle-Smoothie

Vorbereitungszeit: 3 Minuten Garzeit: 0Minuten

Portionen: 1

Inhaltsstoffe

½ Tasse geschälte und gewürfelte Rote Bete

½ Tasse gefrorene Himbeeren 1 gefrorene Banane

1 Esslöffel Ahornsirup

1 Tasse ungesüßte Soja- oder Mandelmilch Zubereitung

Geben Sie alle Zutaten in einen Mixer und pürieren Sie

sie, bis sie glatt sind.

6 Blaubeer-Hafer-Muffins

Zubereitungszeit: 10 Minuten Garzeit: 20 Minuten

Portionen: 12 Muffins Zutaten

2 Esslöffel Kokosnussöl oder vegane Margarine, geschmolzen, plus mehr für die Vorbereitung der Muffinform

1 Tasse schnellkochende Haferflocken oder Instant-Haferflocken 1 Tasse kochendes Wasser

½ Tasse milchfreie Milch

¼ Tasse gemahlener Leinsamen

1 Teelöffel Vanilleextrakt

1 Teelöffel Apfelessig 1½ Tassen Vollkornmehl

½ Tasse brauner Zucker

2 Teelöffel Backpulver Prise Salz

1 Tasse Heidelbeeren Wegbeschreibung

Heizen Sie den Ofen auf 400°f vor.

Bestreichen Sie ein Muffinblech mit Kokosöl, legen Sie Papiermuffinförmchen aus oder verwenden Sie ein antihaftbeschichtetes Blech.

Mischen Sie die Haferflocken und das kochende Wasser in einer großen Schüssel. Umrühren, damit die Haferflocken weich werden. Kokosnussöl, Milch, Leinsamen, Vanille und Essig hinzufügen und verrühren. Fügen Sie das Mehl, den Zucker, das Backpulver und das Salz hinzu. Umrühren, bis alles gut vermischt ist. Heben Sie die

Blaubeeren vorsichtig unter. Die Muffin-Mischung in die vorbereitete Form geben, etwa ⅓ Tasse für jeden Muffin.

20 bis 25 Minuten backen, bis die Oberseite leicht gebräunt ist und sich elastisch anfühlt. Etwa 10 Minuten abkühlen lassen. Streichen Sie mit einem Küchenmesser an der Innenseite der Förmchen entlang, um sie zu lockern, und kippen Sie die Muffins dann in den Muffinmulden auf die Seite, damit Luft darunter gelangt. Sie halten sich in einem luftdichten Behälter im Kühlschrank bis zu einer Woche oder im Gefrierfach unbegrenzt.

Nährwerte (1 Muffin): Kalorien: 174; Protein: 5g;

Gesamtfett: 3g; gesättigtes Fett: 2g; Kohlenhydrate: 33g;

Ballaststoffe: 4g

7 Quinoa-Apfelmus-Muffins

Zubereitungszeit: 10 Minuten Garzeit: 15 Minuten

Portionen: 5

Inhaltsstoffe

2 Esslöffel Kokosnussöl oder Margarine, geschmolzen, plus mehr zum Beschichten der Muffinform

¼ Tasse gemahlener Leinsamen

½ Tasse Wasser

2 Tassen ungesüßtes Apfelmus

½ Tasse brauner Zucker

1 Teelöffel Apfelessig 2½ Tassen Vollkornmehl

1½ Tassen gekochte Quinoa 2 Teelöffel Backpulver Prise

Salz

½ Tasse getrocknete Cranberries oder Rosinen

Wegbeschreibung

Heizen Sie den Ofen auf 400°f vor.

Beschichten Sie ein Muffinblech mit Kokosöl, legen Sie Papiermuffinförmchen aus oder verwenden Sie ein antihaftbeschichtetes Blech. Rühren Sie in einer großen Schüssel die Leinsamen und das Wasser zusammen. Fügen Sie das Apfelmus, den Zucker, das Kokosnussöl und den Essig hinzu. Umrühren. Fügen Sie Mehl, Quinoa, Backpulver und Salz hinzu und rühren Sie, bis alles gut vermischt ist.

kombiniert. Heben Sie die Cranberries vorsichtig unter,

ohne zu viel zu rühren. Die Muffin-Mischung in die vorbereitete Form geben, etwa ⅓ Tasse pro Muffin.

15 bis 20 Minuten backen, bis die Oberseite leicht gebräunt ist und sich federnd anfühlt. Etwa 10 Minuten abkühlen lassen. Streichen Sie mit einem Küchenmesser an der Innenseite der Förmchen entlang, um sie zu lockern, und kippen Sie die Muffins dann in den Muffinmulden auf die Seite, damit Luft darunter kommt.

Sie halten sich in einem luftdichten Behälter im Kühlschrank bis zu einer Woche oder im Gefrierfach unbegrenzt.

Pro Portion (1 Muffin): Kalorien: 387; Protein: 7g; Gesamtfett: 5g; gesättigtes Fett: 2g; Kohlenhydrate: 57g;

Ballaststoffe: 8g

8 Joghurt mit Gurke

Zubereitungszeit: 5 Minuten Kochzeit: 0 Minuten

Portionierung: 1

Zutaten:

1 Tasse Sojajoghurt

½ Salatgurke, gewürfelt

¼ Teelöffel Zitronenschale

¼ Teelöffel frisch gepresster Zitronensaft Salz nach

Geschmack

Gehackte Minzblätter Wegbeschreibung:

Geben Sie alle Zutaten in ein Glasgefäß mit Deckel. Über

Nacht oder bis zu 2 Tage in den Kühlschrank stellen.

Ernährung: Kalorien: 164 Fett: 3,9g Gesättigtes Fett: 2,5g

Cholesterin:

15mgNatrium   : 319mg Kalium: 683mgKohlenhydrate:

19,1g Ballaststoffe: 0,6g Zucker: 18g Eiweiß: 13,3g

9 Frühstücksauflauf

Zubereitung: 20 Minuten Garen: 43 Minuten Portionen: 6

Zutaten:

10 oz. Spinat

9 oz. Artischockenherzen 2 Knoblauchzehen, gehackt

¾ Tasse sonnengetrocknete Tomaten, gehackt

½ Teelöffel rote Pfefferflocken 1 Teelöffel Zitronenschale

1 Esslöffel Olivenöl 2 Tassen Mandelmilch

1 Tasse veganer Käse, zerkrümelt

8 Tassen Vollkornbrot, zerkleinert Wegbeschreibung:

Drücken Sie den Spinat aus, um die Flüssigkeit freizusetzen. Geben Sie den Spinat in eine Schüssel.

Rühren Sie die Artischockenherzen ein.

In einer Pfanne bei schwacher Hitze den Knoblauch, die Tomaten, den roten Pfeffer und die Zitronenschale 3 Minuten lang in Öl kochen.

Fügen Sie den Spinat und die Artischocken hinzu. Vom Herd nehmen.

Übertragen Sie sie in eine Backform.

Rühren Sie die Spinatmischung und das Brot ein. Lassen Sie die Masse 30 Minuten ruhen und backen Sie sie im Ofen bei 350 Grad 40 Minuten lang. In einem Lebensmittelbehälter aufbewahren und in den Kühlschrank stellen.

Vor dem Servieren wieder aufwärmen.

Ernährung: Kalorien: 277 Fett: 9,9g Gesättigtes Fett: 4,5g

Cholesterin: 136mg Natrium: 498mg Kalium: 542mg

Kohlenhydrate: 30,5g Ballaststoffe: 4,8g Zucker: 6g Eiweiß:

14,4g

10 Frühstücks-Parfait-Eis am Stiel

Zubereitungszeit: 10 Minuten Kochzeit: 0 Minuten

Portionen: 02

Zutaten:

1 Tasse Sojajoghurt 1 Tasse Beeren

1 Tasse Müsli

Wegbeschreibung:

Verteilen Sie die Beeren in einer Eiszapfenform.

Geben Sie Joghurt in die Formen und mischen Sie die Beeren vorsichtig mit einem Stäbchen. Granola darüber streuen und die Popsicle-Sticks in die Mischung stecken.

Über Nacht einfrieren.

Servieren.

Ernährung: Kalorien 135 Gesamtfett 2 g Gesättigtes Fett

1 g Cholesterin 2

mg Natrium 17 mg Kohlenhydrate insgesamt 33 g

Ballaststoffe 1 g Zucker 13 g Eiweiß 2 g

Suppen, Salate und

Beilagen

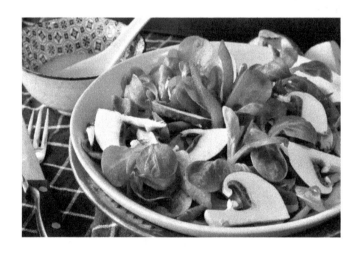

11 Tomate-Kürbis-Suppe

Zubereitungszeit: 25 Minuten Garzeit: 15 Minuten

Portionen: 4

Zutaten:

1 Tassen Kürbis, gewürfelt 1/2 Tasse Tomate, gehackt

1/2 Tasse Zwiebel, gehackt 1 1/2 Teelöffel Currypulver

1/2 Teelöffel Paprika

2 Tassen Gemüsebrühe 1 Teelöffel Olivenöl

1/2 Teelöffel Knoblauch, gehackt Zubereitung:

Geben Sie Öl, Knoblauch und Zwiebel in einen Topf und braten Sie sie 3 Minuten bei mittlerer Hitze an.

Die restlichen Zutaten in den Topf geben und zum Kochen bringen. Hitze reduzieren und zugedeckt 10 Minuten köcheln lassen.

Pürieren Sie die Suppe mit einem Pürierstab, bis sie glatt ist.

Gut umrühren und warm servieren.

Nährwerte: Kalorien 70; Fett 2,7 g; Kohlenhydrate 13,8 g;

Zucker 6,3 g;

Eiweiß 1,9 g; Cholesterin 0 mg

12 Blumenkohl-Spinat-Suppe

Vorbereitungszeit: 45 Minuten Garzeit: 25 Minuten

Portionen: 5

Zutaten:

1/2 Tasse ungesüßte Kokosnussmilch 5 Unzen frischer

Spinat, gehackt

5 Brunnenkresse, gehackt

8 Tassen Gemüsebrühe 1 lb Blumenkohl, gehackt Salz

Wegbeschreibung:

Brühe und Blumenkohl in einen großen Topf geben und

bei mittlerer Hitze 15 Minuten lang zum Kochen bringen.

Spinat und Brunnenkresse hinzufügen und weitere 10

Minuten kochen. Vom Herd nehmen und die Suppe mit einem Pürierstab pürieren, bis sie glatt ist. Kokosmilch zugeben und gut umrühren. Mit Salz abschmecken.

Gut umrühren und heiß servieren.

Nährwerte: Kalorien 153; Fett 8,3 g; Kohlenhydrate 8,7 g; Zucker 4,3 g;

Eiweiß 11,9 g; Cholesterin 0 mg

13 Avocado-Minze-Suppe

Zubereitungszeit: 10 Minuten Kochzeit: 10 Minuten

Portionen: 2

Zutaten:

1 mittlere Avocado, geschält, entkernt und in Stücke

geschnitten 1 Tasse Kokosmilch

2 Romana-Salatblätter

20 frische Minzblätter 1 Esslöffel frischer Limettensaft

1/8 Teelöffel Salz Zubereitung:

Geben Sie alle Zutaten in den Mixer und pürieren Sie sie,

bis sie glatt sind. Die Suppe sollte dickflüssig sein und

nicht wie ein Püree.

In die Servierschalen füllen und für 10 Minuten in den Kühlschrank stellen.

Gut umrühren und gekühlt servieren.

Nährwerte: Kalorien 268; Fett 25,6 g; Kohlenhydrate 10,2 g; Zucker 0,6 g;

Eiweiß 2,7 g; Cholesterin 0 mg

Entrées

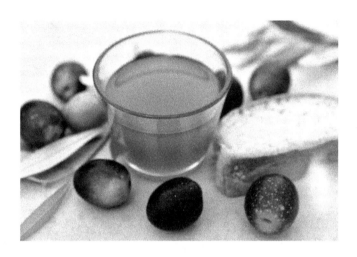

14 Blumenkohl-Popcorn

Zubereitungszeit: 1 Tag und 1 Stunde Garzeit: 1 Tag

Portionen: 2

Zutaten:

¼ Tasse sonnengetrocknete Tomaten

¾ Tasse Datteln

2 Köpfe Blumenkohl

½ Tasse Wasser

2 Esslöffel rohes Tahini

1 Esslöffel Apfelessig 2 Teelöffel Zwiebelpulver

2 Teelöffel Knoblauchpulver

1 Teelöffel gemahlener Cayennepfeffer

2 Esslöffel Nährhefe (optional) Zubereitung:

Bedecken Sie die sonnengetrockneten Tomaten mit warmem Wasser und lassen Sie sie eine Stunde lang einweichen.

Wenn die Datteln nicht weich und frisch sind, weichen Sie

sie in einer anderen Schüssel für eine Stunde in warmem Wasser ein.

Schneiden Sie den Blumenkohl in sehr kleine, mundgerechte Stücke und legen Sie ihn beiseite.

Geben Sie die abgetropften Tomaten und Datteln zusammen mit dem Wasser, Tahini, Apfelessig, Zwiebelpulver und Knoblauchpulver in einen Mixer, Cayennepfeffer, Nährhefe und Kurkuma. Pürieren Sie es zu einer dicken, glatten Konsistenz.

Gießen Sie diese Mischung in die Schüssel, auf den Blumenkohl und mischen Sie sie, damit alle Stücke bedeckt sind.

Legen Sie den Blumenkohl in den Dehydrator und breiten

Sie ihn zu einer einzigen Schicht aus. Mit etwas Meersalz bestreuen und für 12 bis 24 Stunden auf 115 Grad Fahrenheit einstellen oder bis er genau so knusprig wird, wie Sie es mögen. Ich habe meine 15 bis 16 Stunden trocknen lassen, aber die Zeit variiert je nach Geschmacksvorliebe und Luftfeuchtigkeit.

Bis zum Servieren in einem luftdichten Behälter aufbewahren.

15 Zimt-Apfel-Chips mit Dip

Vorbereitungszeit: 3 Stunden und 30 Minuten Garzeit: 3 Stunden

Portionen: 2

Zutaten:

1 Tasse rohe Cashews

2 Äpfel, in dünne Scheiben geschnitten 1 Zitrone

1½ Tassen Wasser, geteilt

Zimt plus mehr zum Bestäuben der Chips Ein weiterer mittelgroßer entkernter Apfel, geviertelt 1 Esslöffel Honig oder Agave

1 Teelöffel Zimt

¼ Teelöffel Meersalz Zubereitung:

Legen Sie die Cashewnüsse in eine Schüssel mit warmem Wasser, das tief genug ist, um sie zu bedecken sie und lassen Sie sie über Nacht einweichen.

Heizen Sie den Ofen auf 200 Grad Fahrenheit vor. Legen Sie zwei Backbleche mit Pergamentpapier aus.

Geben Sie den Saft der Zitrone in eine große Glasschüssel und fügen Sie zwei Tassen des Wassers hinzu. Legen Sie die in Scheiben geschnittenen Äpfel in das Wasser, wie Sie sie schneiden, und wenn sie fertig sind, schwenken Sie sie herum und lassen Sie sie abtropfen.

Verteilen Sie die Apfelscheiben in einer einzigen Schicht auf dem Backblech und bestreuen Sie sie mit etwas Zimt.

Für 90 Minuten backen.

Nehmen Sie die Scheiben aus dem Ofen und drehen Sie sie jeweils um. Geben Sie sie zurück in den Ofen und backen Sie sie weitere 90 Minuten oder bis sie knusprig sind. Denken Sie daran, dass sie knuspriger werden, wenn sie abkühlen.

Während die Apfelscheiben kochen, lassen Sie die Cashewkerne abtropfen und geben sie zusammen mit dem geviertelten Apfel, dem Honig, einem Teelöffel Zimt und einer halben Tasse des restlichen Wassers in einen Mixer. Verarbeiten Sie die Masse, bis sie dick und cremig ist. Ich stelle meinen Dip gerne für etwa eine Stunde in den Kühlschrank, um ihn abzukühlen, bevor ich ihn zusammen mit den zimmerwarmen Apfelscheiben

serviere.

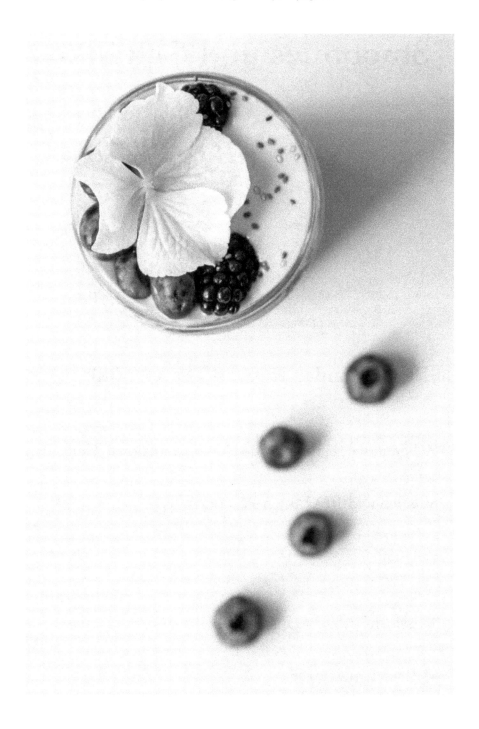

Smoothies und Getränke

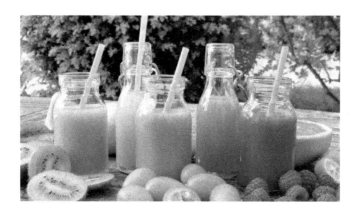

16 Beruhigendes Ingwer-Tee-Getränk

Zubereitungszeit: 2 Stunden und 15 Minuten Garzeit: 2

Stunden und 10 Minuten Portionen: 8

Zutaten:

1 Esslöffel gehackte Ingwerwurzel 2 Esslöffel Honig

15 Beutel grüner Tee

32 Flüssigunzen weißer Traubensaft 2 Quarts kochendes Wasser Zubereitung:

Gießen Sie Wasser in einen 4-Quart-Slow Cooker, tauchen Sie die Teebeutel ein, decken Sie den Kocher ab und lassen Sie ihn 10 Minuten lang stehen.

Nach 10 Minuten die Teebeutel entfernen und entsorgen und die restlichen Zutaten einrühren.

Legen Sie den Deckel wieder auf den Langsamkocher, schließen Sie ihn an und lassen Sie ihn bei hoher Hitzeeinstellung 2 Stunden oder bis zum Durchwärmen kochen.

Nach dem Kochen die Flüssigkeit abseihen und heiß oder kalt servieren.

Ernährung: Kalorien:45 Cal, Kohlenhydrate:12g,

Protein:0g, Fette:0g, Ballaststoffe:0g.

17 Schöner Gewürz-Kirsch-Apfelwein

Vorbereitungszeit: 4 Stunden und 5 Minuten Garzeit: 4 Stunden

Portionen: 16

Zutaten:

2 Zimtstangen, jeweils ca. 3 Zoll lang 6 Unzen Kirschgelatine

4 Quarts Apfelwein

Wegbeschreibung:

Verwenden Sie einen 6-Quart-Slow Cooker, gießen Sie den Apfelwein ein und fügen Sie die Zimtstange hinzu.

Rühren Sie um und decken Sie dann den Schongarer mit

seinem Deckel ab. Schließen Sie den Herd an und lassen Sie ihn 3 Stunden lang auf hoher Stufe kochen oder bis er vollständig erhitzt ist.

Dann fügen Sie die Gelatine hinzu und rühren sie gut um, dann kochen Sie eine weitere Stunde weiter.

Entfernen Sie anschließend die Zimtstangen und servieren Sie das Getränk heiß oder kalt.

Ernährung: , Kalorien:100 Cal, Kohlenhydrate:0g, Protein:0g, Fette:0g, Ballaststoffe:0g.

18 Duftender Gewürzkaffee

Vorbereitungszeit: 3 Stunden und 10 Minuten Garzeit: 3

Stunden

Portionen: 8

Zutaten:

4 Zimtstangen, jede etwa 5 cm lang 1 1/2 Teelöffel ganze

Nelken

1/3 Tasse Honig

1-Unze Schokoladensirup 1/2 Teelöffel Anis-Extrakt 8

Tassen gebrühter Kaffee Zubereitung:

Gießen Sie den Kaffee in einen 4-Quart-Slow Cooker und

geben Sie die restlichen Zutaten außer Zimt hinein und

rühren Sie ordentlich um.

Wickeln Sie die ganzen Nelken in ein Seihtuch und binden Sie die Ecken mit Schnüren zusammen.

Tauchen Sie diesen Gazebeutel in die im Slow Cooker vorhandene Flüssigkeit und decken Sie ihn mit dem Deckel ab.

Stecken Sie dann den Stecker in den Slow Cooker und lassen Sie ihn auf der niedrigen Hitzeeinstellung 3 Stunden lang kochen oder bis er gründlich erhitzt ist.

Wenn Sie fertig sind, entsorgen Sie den Gazebeutel und servieren Sie ihn.

Ernährung: Kalorien:150 Cal, Kohlenhydrate:35g, Protein:3g, Fette:0g, Ballaststoffe:0g.

19 Maca-Mandel-Smoothie

Vorbereitung: 5 min. Garen: 5 min.Portionen: 2

Zutaten:

½ T. Vanilleextrakt

1 Messlöffel Maca-Pulver 1 Esslöffel Mandelbutter

1 c. Mandelmilch, ungesüßt 2 Avocados

Wegbeschreibung:

Geben Sie alle Zutaten in einen Hochgeschwindigkeitsmixer und pürieren Sie sie, bis sie glatt sind. Sofort servieren und genießen!

Ernährung: Kalorien: 758 | Kohlenhydrate: 28,6 g | Proteine: 9,3 g | Fette: 72,3 g

20 Blaubeer-Smoothie

Zubereitungszeit: 5 min.

Kochzeit: 5 Min. Portion: 1 Zutaten:

¼ c. Kürbiskerne geschält ungesalzen 3 c. Heidelbeeren, gefrorene Avocados, geschält und halbiert 1 c. Mandelmilch

Wegbeschreibung:

Geben Sie alle Zutaten in einen Hochgeschwindigkeits-Mixer und pürieren Sie sie, bis sie glatt sind. Sofort servieren und genießen!

Ernährung: Kalorien: 401 | Kohlenhydrate: 6,3 g | Proteine: 5 g | Fette:

40.3 g

21 Nussiger Protein-Shake

Zubereitungszeit: 5 min. Garzeit: 5 min.

Portion: 1 Zutaten:

¼ Avocado

2 Esslöffel Erdnussbutter in Pulverform 1 Esslöffel der

folgenden Zutaten:

- Kakao-Pulver

- Erdnussbutter

1 Messlöffel Proteinpulver

½ c. Mandelmilch Zubereitung:

Geben Sie alle Zutaten in einen

Hochgeschwindigkeitsmixer und pürieren Sie sie, bis

glatt.

Fügen Sie zwei bis vier Eiswürfel hinzu und pürieren Sie erneut. Sofort servieren und genießen!

Ernährung: Kalorien: 694 | Kohlenhydrate: 30,8 g | Proteine: 40,8 g | Fette: 52 g

22 Zimt-Birnen-Smoothie

Zubereitung: 2 Min. Garen: 2 Min. Portionieren: 1

Zutaten:

1 T. Zimt-Kugel Vanille-Proteinpulver

½ c. der folgenden Zutaten: Mandelmilch, ungesüßte Kokosnussmilch

1 Birnen, Kerngehäuse entfernt Süßungsmittel nach Wahl

Zubereitung:

Geben Sie alle Zutaten in einen Hochgeschwindigkeitsmixer und pürieren Sie sie. Fügen Sie zwei oder mehr Eiswürfel hinzu und pürieren Sie erneut.

Sofort servieren und genießen!

Ernährung: Kalorien: 653 | Kohlenhydrate: 75,2 g |

Proteine: 28,4 g | Fette: 32,2 g

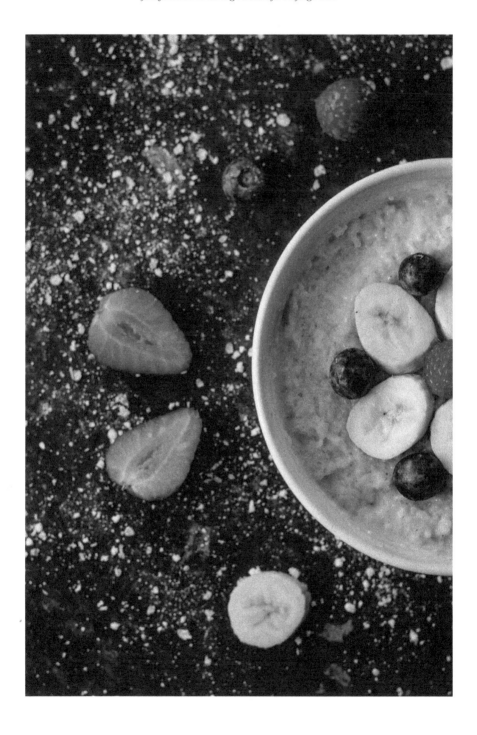

Snacks und Desserts

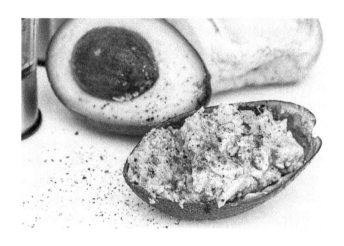

23 Knusprige Falafel auf Pflanzenbasis

Vorbereitungszeit: 20 Min. Garzeit: 30 Min. Portionen: 8

Inhaltsstoffe

1 Esslöffel natives Olivenöl extra

1 Tasse getrocknete Kichererbsen, 24 Stunden im Kühlschrank eingeweicht 1 Tasse Blumenkohl, gehackt

½ Tasse rote Zwiebel, gehackt

½ Tasse verpackte frische Petersilie 2 Knoblauchzehen, geviertelt

1 Teelöffel Meersalz

½ Teelöffel gemahlener schwarzer Pfeffer

½ Teelöffel gemahlener Kreuzkümmel

¼ Teelöffel gemahlener Zimt Wegbeschreibung

Heizen Sie den Ofen auf 375° F vor.

Kichererbsen, Blumenkohl, Zwiebel, Petersilie, Knoblauch, Salz, Pfeffer, Kreuzkümmel, Zimt und Olivenöl in einer Küchenmaschine mixen, bis die Mischung glatt ist.

Nehmen Sie 2 Esslöffel der Mischung und formen Sie die Falafel zu kleinen Patties. Falafel auf ein gefettetes Backblech legen.

Falafel im vorgeheizten Backofen ca. 25 bis 30 Minuten backen, bis sie von beiden Seiten goldbraun sind.

Nach dem Garen aus dem Ofen nehmen.

Heißen frischen Gemüsesalat servieren und genießen!

Ernährung: Eiweiß: 16% 19 kcal Fett: 24% 29 kcal Kohlenhydrate:

60 % 71 kcal

24 Waffeln mit Mandelmehl

Zubereitungszeit: 15 Min. Garzeit: 15 Min. Portionen: 4

Inhaltsstoffe

1 Tasse Mandelmilch 2 Esslöffel Chiasamen 2 Teelöffel Zitronensaft

4 Esslöffel Kokosnussöl 1/2 Tasse Mandelmehl 2 Esslöffel Ahornsirup

Kochspray oder Speiseöl Anleitung

Mischen Sie Kokosmilch mit Zitronensaft in einer Rührschüssel.

Lassen Sie sie 5-8 Minuten bei Raumtemperatur stehen, damit sie zu Buttermilch wird.

Sobald sich die Kokosmilch in Buttermilch verwandelt hat, geben Sie die Chai-Samen in die Milch und verquirlen sie.

Andere Zutaten in die Milchmischung geben und gut verrühren. Heizen Sie ein Waffeleisen vor und besprühen Sie es mit Kokosölspray.

2 EL Waffelmischung in das Waffelgerät geben und goldgelb backen.

Mit einigen Beeren garnieren und heiß servieren.

Mit schwarzem Kaffee genießen!

Ernährung: Eiweiß: 5% 15 kcal Fett: 71% 199 kcal Kohlenhydrate:

23% 66 kcal

25 Minze & Avocado Smoothie

Zubereitungszeit: 10 Min. Kochzeit: 0 Min. Portionen: 2

Inhaltsstoffe

1 Tasse Kokosnusswasser 1/2 Zitronensaft

½ Tasse Gurke

1 Tasse Minze. frisch

1/2 mittelgroße Avocado I/2 Teelöffel Ahornsirup

1 Tasse Eis

Wegbeschreibung

Geben Sie alle Zutaten in einen Mixer, decken Sie den Deckel ab und pürieren Sie sie, bis sie glatt sind. Mixen Sie auf hoher Stufe, bis der Smoothie eine fluffige Konsistenz hat.

Gießen Sie den Smoothie in ein Glas und geben Sie Minzblätter darüber.

Servieren und genießen!

Ernährung: Eiweiß: 6% 7 kcal Fett: 51% 64 kcal Kohlenhydrate: 44%

55 kcal

26 Knusprige Honig-Pekannüsse (Slow Cooker)

Zubereitungszeit: 2 Stunden und 15 Minuten Garzeit: 3 Stunden

Portionen: 4

Inhaltsstoffe

16 oz Pekannusshälften

4 EL Kokosnussbutter geschmolzen 4 bis 5 EL Honig gesiebt 1/4 TL gemahlener Ingwer

1/4 Teelöffel gemahlener Piment

1 1/2 Teelöffel gemahlener Zimt Wegbeschreibung

Geben Sie Pekannüsse und geschmolzene

Kokosnussbutter in Ihren 4-Quart-Slow Cooker.

Rühren Sie, bis alles gut vermischt ist. Honig hinzugeben und gut verrühren.

In einer Schüssel die Gewürze kombinieren und über die Nüsse streuen; leicht umrühren.

Kochen Sie auf NIEDRIG für etwa 2 bis 3 Stunden oder bis die Nüsse knusprig sind.

Kalt servieren.

27 Knusprig gebratene Essiggurken

Zubereitungszeit: 10 Minuten Kochzeit: 5 Minuten

Portionen: 6

Inhaltsstoffe

1/2 Tasse Pflanzenöl zum Braten 1 Tasse Allzweckmehl

1 Tasse einfache Semmelbrösel

Eine Prise Salz und Pfeffer

30 Gurkenchips (Gurke, Dill) Zubereitung:

Erhitzen Sie Öl in einer großen Bratpfanne bei mittlerer bis hoher Hitze.

Mischen Sie das Mehl, die Semmelbrösel und das Salz und den Pfeffer in einer flachen Schüssel.

Bestreuen Sie die Essiggurken in der Mehl/Brotkrumen-Mischung, um sie vollständig zu bedecken.

Braten Sie sie schubweise, bis sie auf allen Seiten goldbraun sind, insgesamt 2 bis 3 Minuten. Auf Papiertüchern abtropfen lassen und servieren.

28 Müsliriegel mit Ahornsirup

Zubereitungszeit: 15 Minuten Kochzeit: 0 Minuten

Portionen: 12

Inhaltsstoffe

3/4 Tasse Datteln, gehackt

2 EL Chiasamen eingeweicht 3/4 Tasse Haferflocken

4 Esslöffel gehackte Nüsse wie Macadamia, Mandel,

brasilianische... etc, 2 Esslöffel Kokosraspeln

2 Esslöffel Kürbiskerne 2 Esslöffel Sesam 2 Esslöffel

Hanfsamen

1/2 Tasse Ahornsirup (oder nach Geschmack) 1/4 Tasse

Erdnussbutter Zubereitung:

Geben Sie alle Zutaten (außer Ahornsirup und

Erdnussbutter) in eine Küchenmaschine und pulsieren Sie, bis sie nur noch grob vermischt sind.

Fügen Sie Ahornsirup und Erdnussbutter hinzu und verarbeiten Sie sie, bis alle Zutaten gut miteinander verbunden sind.

Legen Sie ein Backpapier auf eine mittelgroße Auflaufform und verteilen Sie die Mischung.

Mit einer Frischhaltefolie abdecken und flach drücken.

Kühlen Sie das Granola eine Stunde lang im Kühlschrank.

Schneiden Sie es in 12 Riegel und servieren Sie es.

In einem luftdichten Behälter bis zu 1 Woche aufbewahren.

Sie können sie auch einzeln in Pergamentpapier

einwickeln und in einem großen Ziploc-Beutel im

Gefrierschrank aufbewahren.

29 Zitrone & Ingwer Grünkohl-Chips

Zubereitungszeit: 30 Minuten Kochzeit: 10 Minuten

Portionen: 5

Zutaten:

Ingwer (1 t.) Salz (nach Geschmack)

Zitronenschale (1 t.) Olivenöl (1 t.) Grünkohl (7 Oz.)

Zubereitung:

Bevor Sie mit der Zubereitung dieses köstlichen Snacks beginnen, sollten Sie den Ofen auf 300 vorheizen. Während dieser sich aufwärmt, legen Sie Ihr Backblech mit Pergamentpapier aus.

Als Nächstes geben Sie den Grünkohl in eine Schüssel und schwenken ihn mit dem Olivenöl, der Zitronenschale, dem Ingwer und dem Salz. Schwenken Sie alles gut durch, um die Gewürze über den gesamten Grünkohl zu verteilen.

Wenn der Grünkohl fest ist, verteilen Sie ihn gleichmäßig auf Ihrem Backblech und schieben ihn für zehn Minuten in den Ofen. Am Ende dieser Zeit sollten die Ränder der Blätter trocken aussehen.

Wenn der Grünkohl nach Ihrem Geschmack gegart ist, nehmen Sie ihn aus dem Ofen und lassen Sie ihn vor dem Servieren vollständig abkühlen.

Ernährung: Kalorien: 45 Proteine: 1g Kohlenhydrate: 4g Fette: 3g

30 Kürbis Gewürz Granola Bites

Vorbereitungszeit: 2 Stunden Kochzeit: 0 Minuten

Portionen:

Zutaten:

Kürbiskuchengewürz (.50 t.)

Altmodische Haferflocken (.75 C.) Medjool-Datteln (15)

Kürbispüree (.33 C.) Müsli (.50 C.) Zubereitung:

Geben Sie zunächst die Haferflocken in eine Küchenmaschine und verarbeiten Sie sie, bis sie zu Mehl werden. Sobald dies geschehen ist, fügen Sie das Gewürz, den Kürbis und die Datteln hinzu. Pürieren Sie alles erneut, bis Sie einen Teig erhalten.

Von diesem Teig nehmen Sie mit den Händen kleine

Stücke und rollen sie zu zehn Kugeln.

Legen Sie die Kugeln für zwei Stunden in den Kühlschrank und lassen Sie sie fest werden. Zum Schluss die Kugeln in Ihrem Lieblingsgranola wälzen und dann genießen.

Ernährung: Kalorien: 100 Proteine: 10g Kohlenhydrate: 25g Fette: 10g

31 Gesalzene Karottenpommes

Zubereitungszeit: 30 Minuten Garzeit: 20 Minuten

Portionen: 4 Zutaten:

Olivenöl (2 T.)

Salz (zum Abschmecken) Möhren (6) Zubereitung:

Beginnen Sie damit, Ihren Ofen auf 425 vorzubereiten.

Während dieser aufheizt, legen Sie ein Backblech mit

Pergamentpapier aus und stellen es zur Seite.

Als nächstes nehmen Sie Ihre Karotten und schneiden sie

vorsichtig in kleinere Abschnitte, ähnlich wie Pommes.

Sobald die Karotten geschnitten sind, schwenken Sie sie in

einer Schüssel mit dem Salz und dem Olivenöl. Achten Sie

dabei darauf, dass die Karotten gleichmäßig beschichtet

sind.

Zum Schluss schieben Sie das Gericht für 20 Minuten in den Ofen. Am Ende sollten die Karotten leicht gebräunt und durchgegart sein. Wenn sie nach Ihrem Geschmack gegart sind, abkühlen lassen und dann genießen.

Ernährung: Kalorien: 100 Proteine: 1g Kohlenhydrate: 11g Fette: 7g

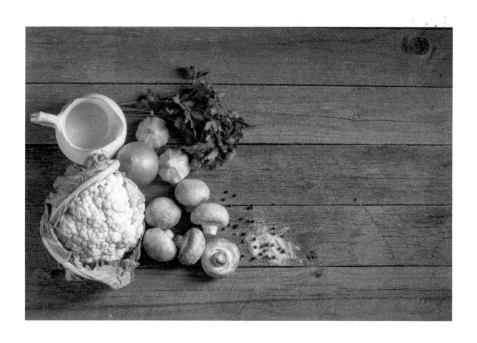

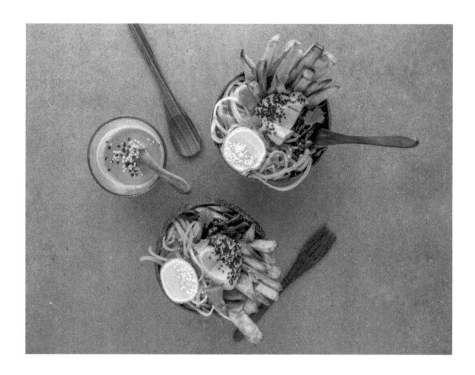

Abendessen-Rezepte

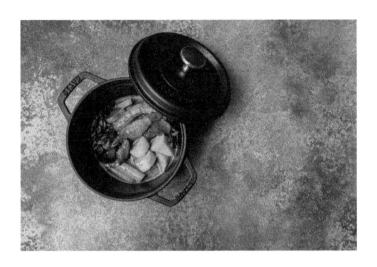

32 Pikant gegrilltes Tofu-Steak

Zubereitungszeit: 30 min. Garzeit: 20 min.

Portionen: 4 Zutaten:

1 Esslöffel der folgenden Zutaten: gehackte Frühlingszwiebel gehackter Koriander

Sojasauce

Hoisin-Sauce 2 Esslöffel Öl

¼ t. der folgenden:

Salz

Knoblauchpulver

rotes Chilipulver

gemahlenes Sichuan-Pfefferkornpulver

½ T. Kreuzkümmel

1 Pfund fester Tofu Zubereitung:

Legen Sie den Tofu auf einen Teller und lassen Sie die überschüssige Flüssigkeit etwa 10 Minuten lang abtropfen.

Schneiden Sie den abgetropften Tofu in ¾ dicke Stangen.

Rühren Sie Kreuzkümmel, Sichuan-Pfefferkörner, Chilipulver, Knoblauchpulver und Salz in einer Rührschüssel, bis sie gut eingearbeitet sind.

Vermengen Sie in einer anderen kleinen Schüssel Sojasauce, Hoisin und 1 Teelöffel Öl.

Erhitzen Sie eine Pfanne mit Öl auf mittlere Temperatur und legen Sie dann den Tofu vorsichtig in die Pfanne.

Streuen Sie die Gewürze über den Tofu und verteilen Sie sie gleichmäßig über alle Steaks. 3-5 Minuten garen, wenden und die andere Seite würzen. Weitere 3 Minuten garen.

Mit Sauce bepinseln und plattieren.

Streuen Sie etwas Frühlingszwiebel und Koriander

darüber und genießen Sie.

Ernährung: Kalorien: 155 | Kohlenhydrate: 7,6 g |

Proteine: 9,9 g | Fette: 11,8g

33 Gefüllte Paprika

Zubereitungszeit 40 Minuten Garzeit: 15 Minuten

Portionen: 8

Zutaten:

2 Dosen (je 15 Unzen) schwarze Bohnen, abgetropft, abgespült 2 Tassen Tofu, gepresst, zerbröckelt

3/4 Tasse grüne Zwiebeln, in dünne Scheiben geschnitten

1/2 Tasse frischer Koriander, gehackt 1/4 Tasse Pflanzenöl

1/4 Tasse Limettensaft

3 Knoblauchzehen, fein gehackt 1/2 Teelöffel Salz

1/2 Teelöffel Chilipulver

8 große Paprikaschoten, längs halbiert, entkernt 3 Romatomaten, gewürfelt

Richtung:

Mischen Sie in einer Schüssel alle Zutaten außer den Paprikaschoten für die Füllung zusammen.

Füllen Sie die Paprikaschoten mit dieser Mischung.

Schneiden Sie 8 Aluminiumfolien der Größe 18 x 12 Zoll zu. Legen Sie 2 Hälften auf jede Alufolie. Verschließen Sie die Paprikaschoten so, dass an den Seiten ein Spalt bleibt.

Unter direkter Hitze ca. 15 Minuten grillen.

Mit etwas Koriander bestreuen und servieren.

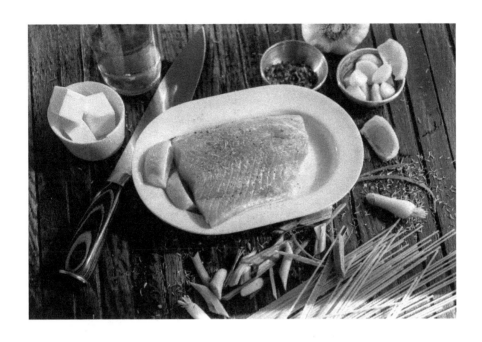

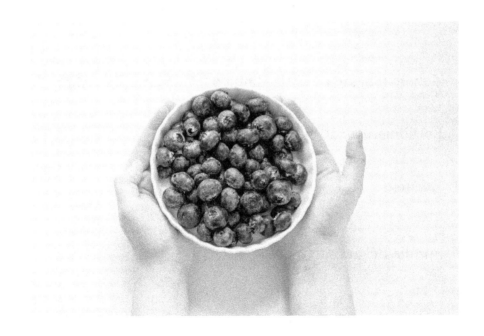

Mittagessen-Rezepte

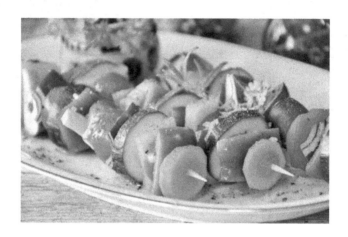

34 Rote Linsen und Quinoa Beignets

Zubereitungszeit: 20 Minuten Garzeit: 25 Minuten

Portionierung: 10

Zutaten:

Für die Beignets:

1/4 Tasse (59 Gramm) Kichererbsenmehl 1 ½ Tassen

(354 Gramm) Quinoa

1/4 Tasse (59 g) Maismehl 1/2 Tasse (118 g) rote Linsen

2 Teelöffel gemahlene Kurkuma 1/8 Teelöffel schwarzer

Paprika 1/2 Teelöffel Salz

1/4 Tasse (59 g) gehackte Petersilie 1 Teelöffel

Kreuzkümmel

1/4 Teelöffel gemahlener Zimt

1/2 Zitrone, entsaften

1 Esslöffel Dijon-Senf 1/4 Tasse (59 g) Tahini

4 Tassen (946 ml) Gemüsebrühe

Für die Sauce:

1 Teelöffel gehackter Knoblauch 1/4 Teelöffel Salz

1 Esslöffel gehackter Dill

3 Esslöffel Tahini

1 Zitrone, entsaftet

1 Tasse Kokosnussjoghurt, ungesüßt Anleitung:

Schalten Sie den Backofen ein, stellen Sie ihn auf 400° F und lassen Sie ihn vorheizen.

Nehmen Sie einen mittelgroßen Topf, stellen Sie ihn auf mittlere bis hohe Hitze, fügen Sie Linsen und Quinoa hinzu, gießen Sie Gemüsebrühe hinzu und bringen Sie alles zum Kochen.

Schalten Sie die Hitze auf mittlere bis niedrige Stufe und kochen Sie die Körner 15 Minuten lang, bis sie gar sind, und decken Sie den Topf ab.

Wenn sie fertig sind, lassen Sie die Körner 10 Minuten

lang abkühlen, zerdrücken Sie sie mit einer Gabel und geben Sie sie in eine große Schüssel.

Geben Sie die restlichen Zutaten für die Beignets hinein und rühren Sie gut um, bis sie eingearbeitet sind.

Aus der Masse zehn Patties formen, auf ein mit Alufolie ausgelegtes Backblech legen und 25 Minuten backen, bis sie von beiden Seiten goldbraun und durchgebacken sind, dabei nach der Hälfte der Zeit wenden.

Bereiten Sie in der Zwischenzeit die Joghurtsauce zu: Nehmen Sie eine mittelgroße Schüssel, geben Sie alle Zutaten dafür hinein und verquirlen Sie sie, bis sie sich verbinden.

Krapfen mit Joghurtsauce servieren.

Ernährung: 173 Kal; 4 g Fett; 1 g gesättigtes Fett; 27 g

Kohlenhydrate; 2 g Ballaststoffe;

7 g Eiweiß; 3 g Zucker;

35 Rosenkohl & Preiselbeeren Salat

Zubereitungszeit: 10 Minuten Kochzeit: 0 Minuten

Portionen: 6

Zutaten:

1 Esslöffel Zitronensaft

¼ Tasse Olivenöl

Salz und Pfeffer nach Geschmack

1 lb. Rosenkohl, in dünne Scheiben geschnitten

¼ Tasse getrocknete Cranberries, zerkleinert

½ Tasse Pekannüsse, geröstet und gehackt

½ Tasse veganer Parmesankäse, geraspelt Richtung

Mischen Sie den Zitronensaft, das Olivenöl, Salz und Pfeffer in einer Schüssel.

Schwenken Sie den Rosenkohl, die Cranberries und die Pekannüsse in dieser Mischung. Streuen Sie den Parmesankäse darüber.

Ernährung: Kalorien 245 Gesamtfett 18,9 g Gesättigtes Fett 9 g Cholesterin 3 mg Natrium 350 mg Gesamtkohlenhydrate 15,9 g Ballaststoffe 5 g Eiweiß 6,4 g Gesamtzucker 10 g Kalium 20 mg

36 Kartoffel-Latke

Zubereitungszeit: 15 Minuten Kochzeit: 10 Minuten

Portionen: 6

Zutaten:

3 Eier, verquirlt

1 Zwiebel, gerieben

1 ½ Teelöffel Backpulver Salz und Pfeffer nach

Geschmack

2 lb. Kartoffeln, geschält und gerieben

¼ Tasse Allzweckmehl

4 Esslöffel Pflanzenöl Gehackte Zwiebel Schnittlauch

Richtung

Heizen Sie Ihren Ofen auf 400 Grad F vor.

In einer Schüssel die Eier, Zwiebel, Backpulver, Salz und Pfeffer verquirlen. Drücken Sie die Feuchtigkeit aus den geraspelten Kartoffeln mit einem Papiertuch aus. Kartoffeln zur Eimischung geben.

Rühren Sie das Mehl ein.

Geben Sie das Öl bei mittlerer Hitze in eine Pfanne.

Braten Sie eine kleine Menge des Teigs für 3 bis 4 Minuten pro Seite. Wiederholen Sie den Vorgang, bis der Rest des Teigs verbraucht ist.

Mit dem Schnittlauch garnieren.

Ernährung: Kalorien: 266 Gesamtfett: 11,6g Gesättigtes

Fett: 2g Cholesterin: 93mg Natrium: 360mg Kalium: 752mg Kohlenhydrate: 34,6g Ballaststoffe: 9g Zucker: 3g Eiweiß: 7,5g

37 Reisschüssel mit Edamame

Zubereitungszeit: 10 Minuten

Garzeit: 3 Stunden und 50 Minuten Portionen: 6

Zutaten:

1 Esslöffel Kokosnussöl, geschmolzen

¾ Tasse brauner Reis (ungekocht) 1 Tasse Wildreis (ungekocht) Kochspray

4 Tassen Gemüsebrühe 8 oz. geschälte Edamame 1 Zwiebel, gehackt

Salz nach Geschmack

½ Tasse getrocknete Kirschen, in Scheiben geschnitten

½ Tasse Pekannüsse, geröstet und in Scheiben geschnitten

1 Esslöffel Rotweinessig Richtung

Geben Sie den Reis und das Kokosnussöl in einen mit Öl besprühten Slow Cooker. Gießen Sie die Brühe auf und rühren Sie die Edamame und Zwiebeln ein.

Mit Salz würzen.

Verschließen Sie den Topf.

Kochen Sie 3 Stunden und 30 Minuten lang auf höchster Stufe.

Rühren Sie die getrockneten Kirschen ein. 5 Minuten stehen lassen.

Rühren Sie die restlichen Zutaten vor dem Servieren unter.

Ernährung: Kalorien: 381 Gesamtfett: 12g 18 %

Gesättigtes Fett: 2g Natrium: 459mg Kohlenhydrate: 61g

Ballaststoffe: 7g Zucker: 13g Eiweiß: 12g

38 Pikante Südwest-Hummus-Wraps

Vorbereitung: 15 Minuten Garen: 0 Minuten Portionen: 1

Zutaten:

Vollkorn-Wrap (1) Salat (1 C., geraspelt) Tomate (1 T., gewürfelt) Hummus (4 T.) Avocado (2 T., gewürfelt) Mais (2 T.) Schwarze Bohnen (2 T.) Zubereitung:

Für ein schnelles Mittagessen legen Sie einfach Ihren Wrap aus und verteilen den Hummus

über der Oberfläche.

Sobald der Hummus an Ort und Stelle ist, schichten Sie die restlichen Zutaten auf und rollen den Wrap dann vor dem Verzehr auf.

Ernährung: Kalorien: 400 Proteine: 15g Kohlenhydrate:

50g Fette: 15g

39 Büffel-Blumenkohl-Flügel

Zubereitungszeit: 30 Minuten Kochzeit: 15 Minuten

Portionen: 4

Zutaten:

Kichererbsenmehl (.75 C.) Mandelmilch (1 C.) Büffel-

Sauce (1 C.)

Blumenkohl (1 Kopf) Currypulver (1 t.) Zwiebelpulver (1

t.) Knoblauchpulver (1 t.) Nährhefe (2 T.) Zubereitung:

Beginnen Sie dieses Rezept, indem Sie den Ofen auf 450

°C vorheizen. Während dieser sich aufwärmt, bereiten Sie

ein Backblech mit Pergamentpapier vor und legen es zur

Seite.

Als nächstes nehmen Sie eine Schüssel und vermengen die

Nährhefe und die Gewürze mit dem Mehl.

Tauchen Sie den Blumenkohl mit dem Mehl vorsichtig in die Sojamilch und direkt in das Mehl. Sobald das Blumenkohlstück gut bedeckt ist, legen Sie es auf Ihr Backblech und fahren fort, bis Sie jedes Blumenkohlröschen bedeckt haben.

Wenn Sie bereit sind, schieben Sie die Auflaufform für etwa zwanzig Minuten in den Ofen. Nach dieser Zeit sollte der Blumenkohl knusprig sein.

Sobald der Blumenkohl durchgekocht ist, geben Sie ihn in eine Schüssel und schwenken ihn mit der scharfen Soße. Wenn alle Stücke gut bedeckt sind, geben Sie sie für weitere zehn Minuten zurück in den Ofen, und dann sind sie fertig.

Ernährung: Kalorien: 160 Proteine: 11g Kohlenhydrate:

20g Fette: 3g

40 Gemüsekrapfen

Vorbereitung: 35 Min. Kochen: 20 Min. Portionen: 4

Zutaten:

Mehl (2 C.) Kohl (4 C., geschnitten) Karotten (2 C., in Scheiben geschnitten) Schalotten (3) Wasser (1,25 C.)

Knoblauchzehen (3) Olivenöl (2 T.) Salz (nach Geschmack)

Gepulverte Pilzbrühe (15 t.) Pfeffer (nach Geschmack)

Wegbeschreibung:

Beginnen Sie dieses Rezept, indem Sie den Pfeffer, das Salz, das Pilzpulver, den Knoblauch und die Schalotten zusammen zerkleinern. Am Ende sollten Sie eine Paste hergestellt haben.

Mischen Sie in einer anderen Schüssel die Paste, das Wasser, die Karottenscheiben, den Kohl und das Mehl zusammen. Daraus entsteht ein dicker, stückiger Teig.

Wenn das Öl anfängt zu brutzeln, formen Sie aus dem Teig 1-Zoll-Patties und legen sie wie Pfannkuchen in die Pfanne. Nachdem Sie die Patties fünf Minuten auf einer Seite gebraten haben, drehen Sie sie um und braten die andere Seite, bis beide Seiten eine schöne goldene Farbe haben.

Nach dem Garen tupfen Sie den Krapfen mit einem Papiertuch ab, um überschüssiges Öl zu entfernen, und dann können Sie genießen!

Ernährung: Kalorien: 330 Proteine: 10g Kohlenhydrate:

60g Fette: 6g

41 Suppe mit Tomaten, grünen Bohnen und Mangold

Vorbereitungszeit: 10 Minuten Garzeit: 35 Minuten

Portionen: 4

Zutaten:

2 Frühlingszwiebeln, gehackt

1 Tasse Mangold, gehackt 1 Esslöffel Olivenöl

1 rote Paprika, gewürfelt

Salz und schwarzer Pfeffer zum Abschmecken 1 Tasse Tomaten, gewürfelt

1 Tasse grüne Bohnen, zerkleinert 6 Tassen Gemüsebrühe

2 Esslöffel Tomatenpassata

2 Knoblauchzehen, gehackt

2 Teelöffel Thymian, gehackt

½ Teelöffel rote Paprikaflocken Zubereitung:

Erhitzen Sie einen Topf mit dem Öl bei mittlerer Hitze, geben Sie die Frühlingszwiebeln, den Knoblauch und die Paprikaflocken hinzu und braten Sie sie 5 Minuten lang an.

Fügen Sie den Mangold und die anderen Zutaten hinzu, schwenken Sie sie, bringen Sie sie zum Köcheln und kochen Sie sie bei mittlerer Hitze für weitere 30 Minuten.

Schöpfen Sie die Suppe in Schüsseln und servieren Sie sie zum Mittagessen. Ernährung: Kalorien 150, Fett 8,

Ballaststoffe 2, Kohlenhydrate 4, Eiweiß 9

Rezepte für Hauptgerichte

und Einzelgerichte

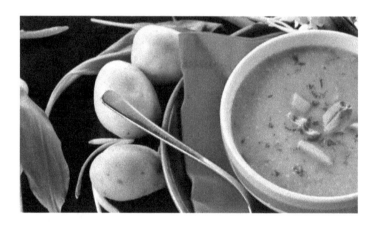

42 Thailändisches Seitan-Gemüse-Curry

Zubereitungszeit: 20 Minuten Kochzeit: 15 Minuten

Portionen: 4

Zutaten:

1 Esslöffel Pflanzenöl 4 Tassen gewürfelter Seitan

1 Tasse gemischte Paprika in Scheiben geschnitten

½ Tasse Zwiebeln gewürfelt

1 kleiner Kopf Brokkoli, in Röschen geschnitten 2 EL

rote Thai-Curry-Paste

1 Teelöffel Knoblauchpüree

1 Tasse ungesüßte Kokosnussmilch 2 Esslöffel

Gemüsebrühe

2 Tassen Spinat

Salz und schwarzer Pfeffer zum Abschmecken

Wegbeschreibung:

Erhitzen Sie das Pflanzenöl in einer großen Pfanne bei

mittlerer Hitze und braten Sie die

Seitan anbraten, bis er leicht dunkelbraun ist. Paprika, Zwiebeln und Brokkoli untermischen und 4 Minuten kochen, bis sie weich sind.

Mischen Sie die Currypaste, das Knoblauchpüree und 1 Esslöffel Kokosnussmilch. Kochen Sie 1 Minute lang und rühren Sie die restliche Kokosmilch und Gemüsebrühe ein. 10 Minuten lang köcheln lassen.

Rühren Sie den Spinat zum Verwelken ein und würzen Sie das Curry mit Salz und schwarzem Pfeffer.

Servieren Sie das Curry mit gedämpftem weißen oder braunen Reis.

43 Tofu-Kohl-Rührbraten

Zubereitungszeit: 15 Minuten Kochzeit: 10 Minuten

Portionen: 4

Zutaten:

5 oz. vegane Butter

2 ½ Tassen Baby Bok Choy, längs geviertelt 8 oz geschnittene Champignons

2 Tassen extra-fester Tofu, gepresst und gewürfelt Salz und schwarzer Pfeffer zum Abschmecken

1 1 Teelöffel Zwiebelpulver 1 Teelöffel Knoblauchpulver

1 Esslöffel reiner Essig

2 Knoblauchzehen, gehackt 1 Teelöffel Chiliflocken

1 Esslöffel frischer Ingwer, gerieben

3 Frühlingszwiebeln, in Scheiben geschnitten 1 Esslöffel Sesamöl

1 Tasse vegane Mayonnaise Wasabi-Paste nach Geschmack

Gekochter weißer oder brauner Reis (1/2 Tasse pro Person) Zubereitung:

Schmelzen Sie die Hälfte der veganen Butter in einem Wok und braten Sie den Bok Choy an, bis er weich ist, 3 Minuten.

Würzen Sie mit Salz, schwarzem Pfeffer, Zwiebelpulver, Knoblauchpulver und Essig. Sautieren Sie 2 Minuten lang, um die Aromen zu kombinieren und den Bok Choy auf einen Teller zu geben.

Schmelzen Sie die restliche vegane Butter im Wok und braten Sie den Knoblauch, die Pilze, die Chiliflocken und den Ingwer an, bis sie duften.

Den Tofu einrühren und braten, bis er von allen Seiten gebräunt ist. Frühlingszwiebeln und Bok Choy hinzufügen, 2 Minuten erhitzen und das Sesamöl einträufeln.

Mischen Sie in einer kleinen Schüssel die vegane Mayonnaise und Wasabi und mischen Sie sie unter den Tofu und das Gemüse. Kochen Sie 2 Minuten lang und richten Sie das Essen an.

Warm mit gedämpftem Reis servieren.

44 Curry-Tofu mit Butterkohl

Zubereitungszeit: 15 Minuten Kochzeit: 10 Minuten

Portionen: 4

Zutaten:

2 Tassen extra-fester Tofu, gepresst und gewürfelt 1 EL

+ 3 ½ EL Kokosnussöl

½ Tasse ungesüßte Kokosnussraspeln

1 Teelöffel gelbes Currypulver 1 Teelöffel Salz

½ Teelöffel Zwiebelpulver

2 Tassen Napa-Kohl 4 oz. vegane Butter

Salz und schwarzer Pfeffer nach Geschmack

Zitronenspalten zum Servieren Wegbeschreibung:

Geben Sie den Tofu, 1 Esslöffel Kokosnussöl, Currypulver, Salz und Zwiebelpulver in eine mittelgroße Schüssel. Gut mischen, bis der Tofu gut mit den Gewürzen überzogen ist.

Erhitzen Sie das restliche Kokosöl in einer beschichteten Pfanne und braten Sie den Tofu von allen Seiten goldbraun, 8 Minuten. Auf Servierplatten verteilen und zum Servieren beiseite stellen.

Schmelzen Sie in einer anderen Pfanne die Hälfte der veganen Butter und braten Sie den Kohl an, bis er leicht karamellisiert ist (2 Minuten). Mit Salz und schwarzem Pfeffer würzen und an die Seite des Tofus stellen.

Schmelzen Sie die restliche vegane Butter in der Pfanne

und träufeln Sie sie über den Kohl.

Warm servieren.

Nährstoffreiche Protein-

Salate

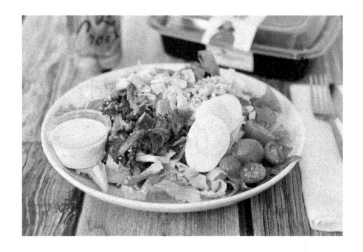

45 Schwarzer Bohnen-Linsensalat mit Limettendressing

Zubereitungszeit: 5 Min. Kochzeit: 0 Min.

Zutat: 1 Tasse grüne/braune Linsen (ungekocht)

15 oz. Dose schwarze Bohnen 1 rote Paprika

1/2 kleine rote Zwiebel 1-2 Rama-Tomaten

2/3 Tasse Koriander (Stiele entfernt) Optional: grüne Zwiebel.

Saft von 1 Limette

2 EL Olivenöl (bei ölfreiem Öl weglassen) 1 TL Dijon-Senf

1-2 Knoblauchzehen (gehackt)

1 Teelöffel Kreuzkümmel

1/2 Teelöffel Oregano 1/8 Teelöffel Salz

Optional: Chipotle-Pulver, Chilipulver, Pfeffer, scharfe Sauce, andere Gewürze, etc.

Wegbeschreibung:

Linsen nach Packungsanweisung kochen, so dass sie fest, aber nicht breiig sind. Abtropfen lassen.

Während die Linsen kochen, bereiten Sie das Dressing zu: Geben Sie alle Zutaten in eine kleine Schüssel und verquirlen Sie sie. Beiseite stellen. Würfeln Sie die Paprika, Zwiebel und Tomaten fein. Den Koriander grob hacken.

Geben Sie die schwarzen Bohnen (abgespült und abgetropft), die Paprika, die Zwiebel, die Tomaten und die Linsen in eine große Schüssel. Fügen Sie das Dressing hinzu und schwenken Sie es, um es zu kombinieren.

Fügen Sie den Koriander hinzu und schwenken Sie ihn leicht. Sofort servieren oder mindestens eine Stunde lang abgedeckt im Kühlschrank kalt stellen, damit sich die Aromen verbinden können.

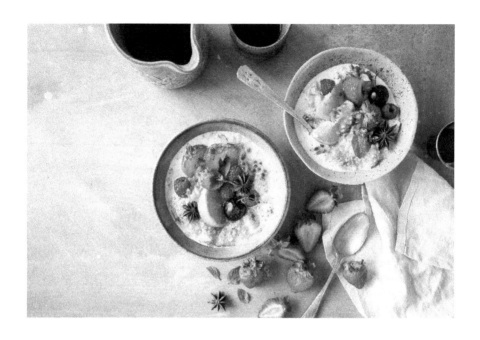

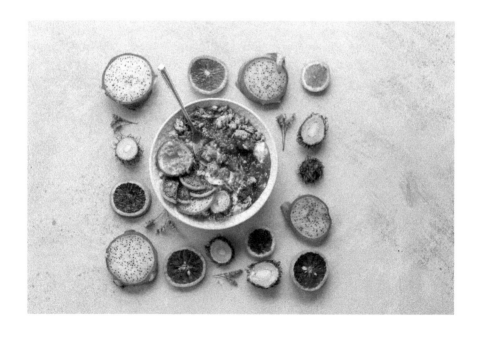

Geschmacksverstärker

(Fischglasuren, Meat Rubs

& Fish Rubs)

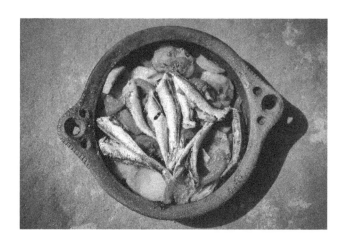

46 Teriyaki-Würzige Fisch-Glasur

Reiswein gepaart mit spritzigem Orangensaft machen es

zu einem perfekten Fischgericht, das man an jedem Tag

essen kann. Diese saucige Teriyaki-Glasur bringt die saftigen, milden Aromen des Fisches zur Geltung. Probieren Sie dies am Wochenende aus und beeindrucken Sie sich selbst!

Zubereitungszeit: 5 min. Garzeit: 5 min.

Portionen: 1 ¼ Tasse/10 oz. Zutaten:

Reiswein - 1/4 Tasse

Orangensaft, mit Fruchtfleisch - 3/4 Tasse Sojasauce - 3 Essl.

Gehackte Frühlingszwiebeln - 1 Esslöffel Honig - 1 Esslöffel.

Orangenscheiben - zum Garnieren Zitronensaft - 1 TL.

Wegbeschreibung:

Um die Teriyaki-Glasur herzustellen, kombinieren Sie die genannten Zutaten für die Fischmarinade in Ihrer Küchenmaschine oder Ihrem Mixer. Pürieren Sie die Zutaten vorsichtig.

Nehmen Sie nun Ihren gekochten/gegrillten/gebackenen Lieblings-Backlachs oder eine andere Fischsorte. Verteilen oder gießen Sie die vorbereitete Glasur sanft über die Schnitte. Lassen Sie die Glasur ein paar Minuten einziehen. Genießen Sie das mit Teriyaki glasierte Fischgericht!

47 Extra leckere Super-Fleisch & Fisch-Rubs

Würzen Sie Ihr Traumfleisch und Ihren Traumfisch mit ein paar zusätzlichen Aromen aus der folgenden handverlesenen Kollektion von Fleisch- sowie Fisch-Rubs, um Ihrem Heißhunger auf würzige Speisen ein Ende zu bereiten.

Rubs - Wie viel ist angemessen für Ihr Fleisch?

• Für Fleischstücke, einschließlich Steak, Hähnchen und Schweinefleisch, wird eine Einreibemischung von 1 Esslöffel (3 Teelöffel) pro 16 oz. Stück empfohlen.

• Für verschiedene Fischsorten ist eine

Einreibemischung von ½ Esslöffel (1 bis 2 Teelöffel) bis

1 Esslöffel (3 Teelöffel) pro 16 oz. Stück ausreichend.

- Um sicher zu gehen, verwenden Sie beim ersten

Mal eine geringere Menge, um die Gewürzstärke zu

bestimmen. Beim nächsten Mal können Sie die Menge

anpassen.

48 Long Island Gewürz-Rub

Kitzeln Sie Ihre Geschmacksnerven mit einer lebendigen Gewürzmischung aus Zimt, Muskatnuss, schwarzem Pfeffer und Nelken. Fischgerichte, die mit diesem Rub gewürzt sind, passen perfekt zu einem frischen Salat Ihrer Wahl und Limettensaft oder -getränk; es ist auch eine gute Wahl, um sie mit Kokosnuss- und Ananas-Salsa zu kombinieren.

Zubereitungszeit: 5 min. Garzeit: 5 min.

Portionen: 16-18 Teel.

Zutaten:

Muskatnuss - 2 Tl.

All-Gewürz - 1 Esslöffel.

Zimt - 2 Teelöffel Gemahlener Ingwer - 2 Teelöffel

Knoblauchpulver - 2 Teelöffel.

Gemahlener schwarzer Pfeffer - 2 Teelöffel Gemahlene

Nelken - 1 Teelöffel

Cayennepfeffer - 2 Tl.

Zucker - 1½ Esslöffel.

Salz - 1½ Esslöffel.

Wegbeschreibung:

Mischen Sie alle genannten Zutaten in Ihrer Rührschüssel, um das Long Island Rub herzustellen. Mischen Sie alle Zutaten vorsichtig mit einem Spatel oder Löffel, um eine aromatische Rub-Mischung zu erhalten.

Nehmen Sie nun den Fisch Ihrer Wahl und legen Sie ihn auf eine feste Unterlage. Pinseln oder reiben Sie ihn mit dem frisch zubereiteten Rub ein; klopfen Sie ihn leicht ein, damit der Rub auf der Oberfläche haften bleibt. Drehen Sie ihn und wiederholen Sie den Vorgang, um die andere Seite zu würzen.

Lassen Sie Ihre Fischstücke für reichhaltigere Aromen einige Zeit in Ihrem Kühlschrank ausreichend reifen.

*Lassen Sie den Fisch nicht länger als 2 Stunden reifen (aber nicht weniger als 30 Minuten).

Nehmen Sie es heraus, denn es ist bereit zum Kochen oder Grillen!

Soßen-Rezepte

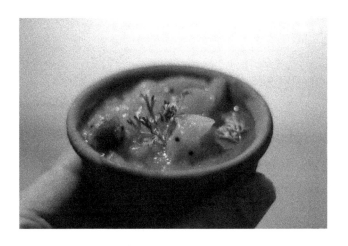

49 Veganer Queso mit hohem Proteingehalt

Zubereitungszeit: 5 Minuten Garzeit: 5 Minuten

Portionen: 2 Zutaten:

1/4 Tasse Nährhefe

1/2 Block Tofu

3 Esslöffel Zitronensaft 1/4 Teelöffel Tapiokastärke 1/4

Teelöffel Knoblauchpulver 1/4 Teelöffel Kurkuma

1/4 Teelöffel Zwiebelpulver 1/4 Tasse Wasser

1/2 Teelöffel Salz Zubereitung:

Tofu, Hefe, Speisestärke, Zitronensaft, Salz,

Knoblauchpulver, Kurkuma und

Zwiebelpulver und pürieren, bis alles gut vermischt ist.

Fügen Sie nach Wunsch Wasser hinzu. In der Mikrowelle

30 Sekunden lang erhitzen. Servieren und genießen.

50 Vegane Buffalo-Sauce

Zubereitungszeit: 5 Minuten Kochzeit: 5 Minuten

Portionen: 1 Tasse Zutaten:

1/2 Tasse Sojamilch 1 Tasse scharfe Sauce 1/2 Tasse

Essig

1/2 Teelöffel Pfeffer 2 Esslöffel Zucker

1/2 Teelöffel Knoblauchgranulat

1 Esslöffel Tomatensauce Zubereitung:

Sojamilch, scharfe Sauce, Zucker, Essig, Zucker, Pfeffer,

Tomatensauce mischen

und Knoblauchgranulat in eine Pfanne geben und bei

mittlerer Hitze 10 Minuten kochen.

Abkühlen lassen und servieren.

CPSIA information can be obtained
at www.ICGtesting.com
Printed in the USA
LVHW051146100621
689814LV00002B/110